Beatriz Santana Santos

S.O.S CAPILAR

PARA todos os tipos de CABEIOS

Rio de janeiro, RJ.

Ilustração: Camile Pasquarelli

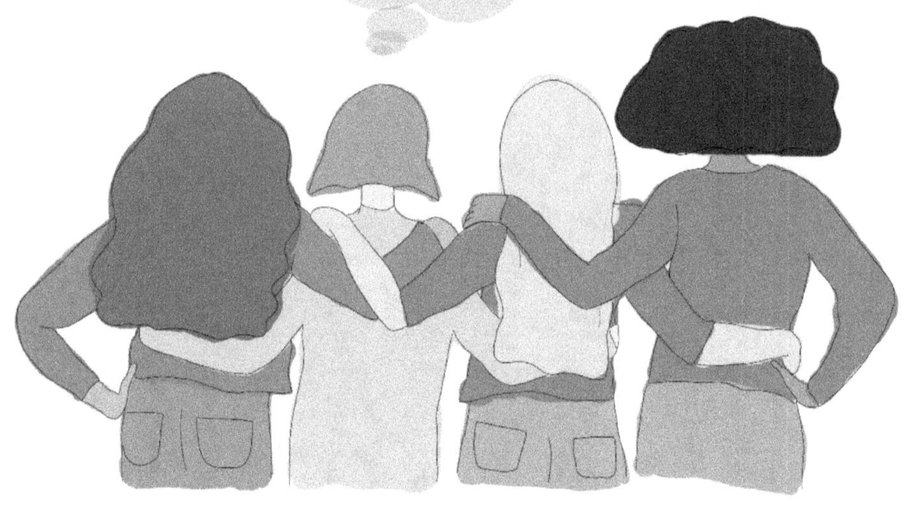

Já parou para pensar que a maior relação que você terá durante toda sua vida será com você mesma? E oque tem feito por você hoje? Tem reservado um tempo para si? Para perceber como mudou e evoluiu ao longo do tempo? Para se olhar no espelho com carinho e ver como é forte e linda? Amor-próprio é uma prática, são nesses pequenos momentos de cuidados que agente se cura e se renova, independente do que seja, lê um livro, cuidar do cabelo ou ficar com quem você ama, fazer qualquer coisa para você não é só um exercício de se priorizar, mas de fazer uma manutenção de sua saúde mental, ainda que seja uma simples hidratação, faça isso por você, se você tem 30 minutos para se dedicar a alguém, dedique-se a você, lembrar que você é sua maior prioridade não é egoísmo, chama-se amor-próprio.

Introdução

Nem sempre o cabelo é cuidado da forma que ele merece, seja por falta de prática, tempo ou por não saber, por isso em algum momento da sua vida você já deve ter ouvido alguém falar ou dito; meu cabelo não cresce, está danificado ou nada que eu faça está resolvendo, mas seu cabelo e seu corpo estão recebendo todos os nutrientes necessários?

O s.o.s capilar irá te mostrar que dá para inserir no dia a dia tranquilamente os cuidados capilares e não se esquecer dos cuidados internos, afinal a saúde e a beleza deve caminhar lado a lado, essas práticas fortalecem o organismo, matem o cabelo saudável e criam boas condições de crescimento.

Lembre-se paciência é fundamental, seu cabelo não irá mudar de um dia para a noite, o cuidado é um processo diário e deve ser mantido como um hábito e claro não importa seu objetivo, estou aqui para te ajudar a conquistar o que deseja, seja o longo dos sonhos, passar pela transição, reverter danos ou para aprender a cuidar do cabelo da forma adequada, então aproveite essa leitura com dicas e cuidados, feitos com todo o carinho para você.

Aviso:

Nem sempre a queda capilar e outros problemas no couro cabeludo e cabelo estão relacionados aos cuidados externos, pode ser por inúmeros fatores, sendo alguns deles causados por: distúrbios hormonais, falta de nutrientes, doenças ou acúmulo de toxinas no organismo e por isso, se não notar nenhuma mudança em três meses, é aconselhada uma consulta com um dermatologista. Este livro tem como fonte experiências pessoal e deve ser utilizado apenas para fins informativos, não deve substituir conselhos de profissionais da saúde.

Antes de utilizar qualquer receitinha caseira ainda que seja natural e não apresente nenhum risco, procure saber se tem ou não alergia das substâncias contidas nos ingredientes.

O uso das informações contidas neste livro é de responsabilidade exclusiva do leitor.

CAPÍTULO I

Cronograma capilar e a função de cada etapa

O que é cronograma capilar.

O cronograma capilar (CC) é um calendário de quatro semanas que intercala hidratação, nutrição e reconstrução, da maneira ideal para cada pessoa, considerando sempre o nível de danos nos cabelos e o tipo de fio de cada um.

Essa agenda de tratamentos é a melhor forma de repor todos os nutrientes necessários, o melhor aliado para quem precisa fazer uma recuperação completa dos fios e cuidar da melhor maneira possível.

Ao iniciar o cronograma capilar perceberá uma grande melhora logo nas primeiras semanas é incrível a diferença do antes e depois.

Para quem o cronograma capilar é indicado:

O cronograma capilar se encaixa em todos os tipos de cabelos, já que todos os fios sofrem com fatores externos e precisam repor nutrientes perdidos e não precisa ser tão rigoroso quando seus cabelos já estão saudáveis, não deve ser uma obrigação inalcançável no seu dia a dia. Você não precisa seguir à risca uma tabela que não foi montada para você e não se encaixa no seu cotidiano. Você pode criar o cronograma de acordo com os seus próprios hábitos. Se você costuma lavar os cabelos duas vezes por semana, encaixe os tratamentos nesse espaço de tempo, já para quem possui cabelos danificados, ou para quem opta por usar procedimentos químicos, o cronograma capilar é essencial na rotina de cuidados. Ele vai ser responsável por reparar qualquer dano e fortalecer os fios para que esses problemas não voltem a acontecer. Nesse caso, a tabela de tratamentos deve sim ser mais rigorosa para que os cabelos voltem a ter brilho, elasticidade e maciez, assim enquanto os cabelos crescem a extensão está fortalecida, hidratada, nutrida e reconstruída.

O que ele faz?

A ideia dessa rotina de cuidados bem dividida é garantir que o cabelo fique saudável e tenha todas as necessidades atendidas na medida certa. Assim ele vai se manter forte, brilhoso, alinhado e protegido dos danos causados por inúmeros fatores.

Conheça as três etapas principais:

Hidratação: É a etapa de repor a água. Ela é essencial porque deixa os fios macios, livres do ressecamento e de quebra, além disso, a hidratação prepara os fios para abrir caminho para a absorção dos nutrientes nas próximas etapas do cronograma.

Quem precisa: Todos os cabelos devem ser hidratados, até mesmo os cabelos virgens, pois as agressões do sol, praia, piscina, secador, chapinha etc. danificam e abrem as escamas, fazendo assim surgir pontas duplas, entre outros problemas, a hidratação é recomendada para todos os cabelos, pelo menos uma vez na semana.

O uso em excesso causa: O cuidado que se deve ter é com excesso de cremes no couro cabeludo, o que pode causar oleosidade e escamação, deve-se respeitar o intervalo mínimo de 48 horas entre as sessões, e o creme não pode permanecer nos cabelos mais tempo do que o estipulado na embalagem do produto.

Substâncias hidratantes: glicerina vegetal, glicerina (glicol, glycerin, gliceryD), bepantol, proteína elastina e colágeno (hydrolized collagen protein), extratos botânicos, panthenol, aloe vera, vitaminas, cetyl alcohol, cetearyl alcohol, sacarose, proteína de aveia, proteína de arroz, proteína da seda, proteína hidrolisada da soja, proteína hidrolisada do milho, mel, chocolate, entre outras.

Nutrição: Essa etapa é responsável por "Lubrificar" os fios, usando os cremes nutritivos ou óleos 100% naturais, justamente para que eles blindem os cabelos, protegendo da perda de água e ressecamento o que, por consequência, resulta em cabelos alinhados, com mais balanço e supersaudáveis.

Sabe a água que a hidratação repôs? A nutrição irá mantê-la dentro dos fios por deixar as cuticulas fechadas.

Como ela age: O objetivo principal da nutrição é repor os lipídios necessários para devolver a oleosidade natural dos fios.

Quem precisa: Pessoas que estejam com os fios ressecados, opacos e sem movimento.

O uso em excesso causa: Excesso de oleosidade, deixando os cabelos ensebados e pesados.

Substâncias nutritivas: ceramidas, manteiga de karité (shea butter), manteiga de cacau (theobroma cação butter), manteiga de murumuru (astrocaryum murumuru seed butter), manteiga de cupuaçu (cocoa butter), manteiga de abacate (avocato butter), manteiga de macadâmia, manteiga de tutano (marrow butter), óleo de argan, óleo de tutano, óleo de abacate, óleo de oliva, óleo de coco.

Reconstrução: É a fase em que o cabelo vai ser restaurado profundamente dos danos por meio da máscara reconstrutora (queratina). Essa proteína representa 90% da massa capilar que se perde quando o cabelo é agredido por químicas, uso de ferramentas de calor, sol ou poluição e é reposta na reconstrução. Ela ajuda a manter as cutículas seladas, fortes e brilhosas

Como ela age: A reconstrução repõe massa e proteínas nos fios, devolvendo rigidez e força aos cabelos, a principal proteína que compõe os fios é a queratina, por isso, é extremamente importante realizar recarga de queratina pelo menos uma vez ao mês. Os cabelos ficarão mais encorpados e resistentes.

Quem precisa: pessoas com fios porosos e quebradiços.

O uso em excesso causa: Pode enrijecer demais os fios, o excesso de proteínas pode causar uma degradação do fio. Este processo de repor proteínas deve ser feito no máximo a cada 15 dias (e não menos do que isso), senão os fios ficarão muito duros e, assim, podem quebrar.

Substâncias reconstrutoras: queratina, arginina, colágeno, cisteína, creatina, proteínas e aminoácidos de trigo etc.

É importante destacar que, na fase da reconstrução (ou restauração), a pessoa pode optar por usar um repositor de queratina ou uma máscara reconstrutora. O que não é recomendado é colocar queratina líquida em uma máscara que já é de reconstrução. Isso porque, o excesso de queratina deixa os fios duros, podendo levar à quebra.

Respeite os intervalos:

A hidratação, a nutrição e a reconstrução são distribuídas ao longo do mês de acordo com a necessidade do seu cabelo, é preciso que aja um intervalo de no minimo 48 horas entre um cuidado e outro. Isso porque o excesso de produto nos fios pode entupir os poros, ainda mais se não forem retirados totalmente e impedir a entrada dos nutrientes que o cabelo precisa, então nutrição, hidratação e reconstrução podem ser feitas no minimo com intervalo de 48 horas e de uma reconstrução a outra deve ter uma pausa de no minimo 15 dias.

Como seguir o cronograma :

Inicialmente irá fazer o cronograma da forma indicada, da tabela abaixo e depois se você prefere algo mais solto, dá para ajustar o cronograma capilar de acordo com a sua necessidade, se estiver com pontas duplas, por exemplo, o indicado é uma boa hidratação (intervalo de 48 horas para outro tratamento). Já se a situação for um pouco mais crítica, fios ressecados, opacos e sem movimento, aposte na nutrição (intervalo de 48 horas para outro tratamento). Se perceber que os cabelos estão muito danificados e precisando de uma forcinha extra, a reconstrução é o tratamento mais indicado (intervalo de no mínimo 15 dias para outra reconstrução), Por exemplo: se você fez uma reconstrução na segunda-feira, poderá fazer outra hidratação ou nutrição somente quarta-feira e a reconstrução só deverá voltar a ser feita com o intervalo de no mínimo 15 dias, então nas próximas semanas você irá intercalar entre nutrição e hidratação dependendo do que ele estiver necessitando no momento.

Cada cabelo tem uma necessidade diferente, e essas necessidades mudam ao longo do tempo e assim você irá adequando o tratamento ao que seu cabelo precisa, pois as necessidades de um cabelo danificado é totalmente diferente de um cabelo tratado, logo abaixo você encontrará o "cronograma capilar oficial", composto por oito hidratações, três nutrições e uma reconstrução no mês. Geralmente, ele é indicado para quem está começando com o procedimento. Depois quando seu cabelo estiver tratado você pode apostar num cronograma personalizado.

Cronograma capilar

Cabelos muito danificados (descoloração alisamentos, químicas diversas)

1° semana	Hidratação	Hidratação	Nutrição
2° semana	Hidratação	Hidratação	Reconstrução
3° semana	Hidratação	Hidratação	Nutrição
4° semana	Hidratação	Hidratação	Reconstrução

Cabelos poucos danificados (Exposição ao sol,progressiva tintura)

1° semana	Hidratação	Hidratação	Nutrição
2° semana	Hidratação	Hidratação	Nutrição
3° semana	Hidratação	Hidratação	Nutrição
4° semana	Hidratação	Hidratação	Reconstrução

Cabelos saudáveis (cabelos virgens)

1° semana	Hidratação	_______	_______
2° semana	Nutrição	_______	_______
3° semana	Hidratação	_______	_______
4° semana	Reconstrução	_______	_______

Como seguir o cronograma capilar com produtos acessíveis?

Você consegue encontrar nos mercados e perfumarias produtos para cada etapa do cronograma, pois as máscaras já colocam em sua embalagem se são hidratantes, nutritivas ou reconstrutoras. Mas se você não quer gastar muito pode comprar um shampoo neutro e fazer uma receitinha caseira de crescimento capilar para todas as etapas, uma máscara hidratante também é legal, pois servirá para etapa da hidratação e como base para receitinhas caseiras das outras etapas do cronograma e já que estamos falando em custo benefício, com certeza eu não poderia deixar de lado o creme yamasterol, se você nunca usou já viu nos mercados ou alguém próximo usando, é um creme multifuncional maravilhoso que com certeza atravessa gerações, eu gosto do creme amarelinho, o tradicional, ele serve para tudo e é o queridinho de muitas pessoas que são adeptas ao cronograma capilar, pois é ótimo para qualquer receitinha, já pensou que incrível comprar apenas um creme e usar em todas as etapas do cronograma mudando só as receitinhas? Devido ao custo benefício e qualidade é um dos produtos que posso indicar para um cronograma acessível e eficaz, claro que existem outras opções com mascaras de marcas também acessíveis como skala, salon line, novex, bio esxtratus, entre outras, embora máscaras mais acessíveis tenham uma composição leve, elas funcionam muito bem e se inseridas á receitinhas caseiras potencializam os efeitos, logo abaixo irei ensinar algumas receitas com o yamasterol, para cada etapa do cronograma capilar e ele pode ser usado como condicionador e pré poo também já que é multifuncional e tem muitas outras funções.

Você sabia? Quando está molhado, um fio de cabelo saudável consegue se esticar até 30% mais do que seu comprimento original. Claro que o efeito é apenas temporário.

Capítulo II

50 Receitas caseiras para você cuidar do seu cabelo

1. Hidratação com yamasterol:

Você vai precisar de:

Yamasterol;

Sugestões de alguns ingredientes:

Babosa;   Açucar;

Mel;   Maisena;

Glicerina;   Bepantol.

Como fazer:

Lave o cabelo normalmente e depois seque-o;

Faça uma mistura que leva yamasterol (use a quantidade necessária para seu cabelo) e um dos ingredientes acima;

Em cada etapa da hidratação é necessário apenas um ou dois dos ingredientes, não é para usar todos no mesmo dia, essa é apenas uma dica de algumas receitas que poderá te ajudar no início, agora você já sabe que todos os ingredientes acima podem ser usados no yamasterol na etapa de hidratação.

Aplicações da receita:

Separe o cabelo em mechas e vá aplicando a mistura aos poucos nos fios ainda úmidos, sempre da raiz até as pontas; Prenda o cabelo e espere 15 minutos com os ingredientes já aplicados;

Lave novamente, não esquecendo do condicionador e curta seu cabelo hidratado por aí.

Beneficios da babosa: (Aloe vera)

Ao agir no bulbo capilar, a babosa fortalece a raiz e os fios, o que ajuda a prevenir a queda do cabelo. Mesmo em pessoas que já apresentam o problema de calvície, ela tem se mostrado bastante eficaz no tratamento.

Outra vantagem de se usar a planta no cabelo é o tratamento contra a seborreia (caspa), que acomete muitas pessoas. Ela elimina a oleosidade excessiva do couro cabeludo e, por isso, elimina a irritação, a coceira e a descamação da área.

A babosa limpa profundamente os fios, pois contém poderosos aminoácidos e polissacarídeos, que promovem a eliminação total de impurezas.

Os minerais presentes em sua composição hidratam os fios, tornando-os mais macios e sem frizz. Ideal para quem tem o cabelo seco, capaz de fazer a reposição de água e nutrientes em todas as curvaturas de cabelos. Ou seja, é perfeita para quem quer mandar o ressecamento para bem longe e restaurar a vitalidade, o brilho e a maciez das molinhas que por si só já são mais ressecadas por conta do seu formato em espiral.

Auxilia no crescimento saudável do cabelo, uma vez que destampa os poros do couro cabeludo e estimula a circulação sanguínea. Dessa forma, os fios crescem mais rápidos e com mais saúde. Além disso, ela também é rica em vitaminas A, C, E, B1, B2, B3, B6, B12 e B13, 20 minerais, 18 aminoácidos e muitas outras substâncias que são capazes de promover um ultra fortalecimento dos cabelos e aquele rejuvenescimento poderoso.

Contra indicações da babosa (Aloe vera):

É também muito importante que se verifique se a babosa é do tipo Barbadensis miller, pois esta é a mais indicada para o uso humano, sendo que as outras podem ser tóxicas e não devem ser consumidas.

Benefícios do açúcar:

O açúcar possui propriedades como cálcio, zinco, ferro, magnésio e fósforo, além de vitaminas B1, B2 e C. Entretanto, para que ele possa operar eficientemente no nosso cabelo, é preciso dar preferência ao açúcar mascavo ou cristal, por exemplo, que não são super processados e, portanto, acabam não perdendo as suas propriedades no meio do caminho. O açúcar funciona como um poderoso esfoliante capilar e, por esse motivo, promove fios mais brilhantes, macios, alinhados e com menor quantidade de frizz. Se você está com o cabelo danificado, saiba que o açúcar também ajuda a recuperar os fios que apresentam alta porosidade, vale a pena experimentar!

Beneficios do mel:

Os benefícios do mel para os cabelos se devem, principalmente, pelo fato do mel agir a favor da manutenção do couro cabeludo saudável, contra seborreia e caspa devido às suas propriedades antibacterianas e seu pH mais ácido (4.0) do que o couro cabeludo (pH entre 4 e 7), e favorecer a aceleração do crescimento capilar por possuir características antioxidantes.

O mel também é muito eficiente para combater o frizz e hidratar intensamente os fios, por ter a capacidade de reter a umidade e por ser um poderoso emoliente, principalmente para cabelos cacheados. Por isso, o mel é um eficaz ingrediente de tratamento no cronograma capilar ou simplesmente para uma boa hidratação.

Beneficios da maisena:

Há relatos que mulheres já utilizavam o amido de milho para relaxar e dar brilho as madeixas há quase 80 anos atrás. Na época, essa prática recebia o nome de "touca de gesso", que garantia cabelos mais alinhados e macios.

Atualmente, mesmo com o surgimento de diversos produtos pela indústria de cosméticos, essa prática continua sendo uma opção, já que os adeptos podem evitar o uso de química para alisamento.

Além de ajudar no alisamento do cabelo, o amido de milho também auxilia na hidratação dos fios, tira a oleosidade e ajuda a reparar as pontas.

Beneficios do bepantol:

Bepantol Derma Solução é um hidratante líquido desenvolvido especialmente para pele, cabelo e unhas. Mantém a hidratação e saúde de cada área do corpo. A propriedade higroscópica de Bepantol Derma evita a perda excessiva de água pela pele e pelos fios de cabelo e ajuda na renovação natural da pele. A alta concentração de Pró-Vitamina B5 ativa a regeneração da função de barreira da pele e melhora a hidratação da camada córnea. Nos cabelos, o dexpantenol age como um hidratante, devolvendo o brilho e a maciez naturais dos fios.

Beneficios da glicerina:

"Proporciona uma 'barreira' ao redor dos fios, mantendo assim, a umidade no interior deles"

Além dos benefícios hidratantes, a glicerina também contribui para fortalecer o cabelo, diminuindo a quebra e a formação de pontas duplas e ressecadas. A substância natural funciona como um umectante, pois sua presença atrai água para os fios, possui efeitos hidratantes e maciez, desde que usada corretamente. Ela extrai a umidade do ar, levando-a para os fios.

2. Nutrição com yamasterol:

Você vai precisar de:

Yamasterol

Sugestões de alguns ingredientes:

Óleo de rícino;

Óleo de coco;

Azeite de oliva;

Óleo de macadâmea.

Como fazer:

Faça uma mistura que leva yamasterol (use a quantidade nescessária para seu cabelo) e um dos ingredientes acima; Em cada etapa da nutrição é necessário apenas um ou dois dos ingredientes, não é para usar todos no mesmo dia, essa é apenas uma dica de algumas receitas caseiras que poderá te ajudar no início, agora você já sabe que todos os ingredientes acima podem ser usados no yamasterol na etapa de nutrição.

Aplicações da receita:

Lave o cabelo normalmente e depois seque-o;

Separe o cabelo em mechas e vá aplicando a mistura aos poucos nos fios ainda úmidos, sempre da raiz até as pontas; Prenda o cabelo e espere 15 minutos com os ingredientes já aplicados;

Lave novamente, não esquecendo do condicionador e curta seu cabelo nutrido por aí.

Beneficios do óleo de ricino:

Por ser um óleo, ele não se mistura com a rícina, componente tóxico da mamona, e por isso sua extração e uso é segura.

Graças ao ômega 6 e ômega 9, o óleo de rícino pode dar maior volume ao fio de cabelo. Isso ocorre porque esse ácido graxo estimula o couro cabeludo e os folículos pilosos (local onde os cabelos nascem), fortalecendo assim os fios.

Estes nutrientes também ajudam a melhorar o aspecto do fio de cabelo, já que ele sela as cutículas, impedindo que os cabelos fiquem com aparência elétrica e ressecada, dando brilho aos cabelos e uma aparência mais sedosa.

Os ácidos graxos do óleo de rícino, como o ômega 6 e ômega 9, colaboram com a hidratação dos cabelos ressecados, formando uma película que impede a perda de água para o ambiente.

Ele também tem propriedades antifúngicas que limpam o couro cabeludo, ajudando a combater a caspa, que normalmente é causada por fungos. Além disso, ele evita o ressecamento dos fios, prevenindo a descamação do couro cabeludo. Mas é importante ressaltar que ele sozinho não resolve este problema, ele deve ser aliado aos tratamentos indicados pelo dermatologista.

Essa propriedade de limpeza também o ajuda a combater a oleosidade excessiva do couro cabeludo, principalmente quando há bactérias e fungos fomentando a produção excessiva de oleosidade pelas glândulas sebáceas da região. No entanto, pessoas com muita oleosidade não devem manter o óleo de rícino por muito tempo no couro cabeludo. O ideal é aplicar no começo do banho e retirá-lo completamente com o uso do shampoo.

É arriscado dizer que o óleo trate a queda de cabelo, uma vez que existem inúmeras causas para o problema, que vão desde condições genéticas a quadros de inflamação.

Nos casos de queda por eflúvio telógeno (traduzindo: quando os fios estão caindo antes do que deveriam) é que o óleo de rícino pode ser mais benéfico, justamente porque ele estimula que os fios voltem a fase anágena, ou seja, de crescimento dos fios.

Óleo de rícino possui ácido oléico e por isso é um óleo que ajuda a encorpar os fios. Além disso, reequilibra o PH do cabelo, ajuda o couro cabeludo a normalizar a oleosidade natural para conseguir suprir a necessidade de óleo dos fios grossos, graças ao ácido ricinoléico.

Contra indicações do óleo de rícino:

Seu uso tópico não costuma ser considerado seguro para gestantes, lactantes e crianças com menos de 12 anos, mas faltam estudos comprovando se ele pode causar efeitos nestes grupos;

Além disso, ele não deve ser aplicado em mucosas.

Há relatos de pessoas que tiveram dor de cabeça, amenorreia, e queda capilar, mas nada foi comprovado, por ser um produto natural costuma não aparentar riscos, mas não custa nada fazer um teste de mecha na nunca antes e passar.

Beneficios do óleo de coco:

Á maioria dos óleos, não penetram no eixo do cabelo apenas hidratam a superfície, mais por penetrar melhor nos fios o óleo de coco é o favorito para quem precisa de umidade no cabelo, tira a porosidade e envolve o fio com uma camada protetora, protegendo dos agentes externos e da umidade, melhorando o frizz e protegendo o seu cabelo. Melhora também a aparência das pontas duplas.

Por penetrar e selar os fios, com as escamas fechadas e alinhadas o brilho do cabelo aumenta.

A massagem no couro cabeludo com óleo de coco vai efetivamente melhorar a circulação do couro cabeludo e aumentar a oferta de oxigênio e nutrientes para o seu cabelo. O que vai ser ótimo para quem quer investir no crescimento dos fios.

O couro cabeludo e os cabelos são ricos em conteúdo bacteriano, mas o óleo de coco é um remédio eficaz para lidar com o problema. O óleo de coco contém propriedades antifúngicas e antibacterianas para proteger contra a caspa e piolhos. Ambos estes problemas limitam o crescimento do cabelo.

Os antioxidantes naturais e nutrientes encontrados no óleo de coco vão entregar recursos para melhorar a suavidade do seu cabelo. É rico em vitamina E, vitamina K, ferro e efetivamente elimina a caspa ao impulsionar o crescimento do cabelo.

Ácidos graxos ligam à proteína no cabelo e protegem as raízes e os fios do cabelo de ruptura. Ácido láurico é encontrado no óleo de coco e tem melhores resultados do que outros óleos minerais ou de girassol, quando se trata de melhorar a saúde do cabelo.

Beneficios do azeite de oliva:

Hidrata e nutre os fios;

Reduz a queda, quebra e pontas duplas;

Estimula o crescimento saudável;

Ajuda na retenção de umidade da fibra capilar;

Trata o couro cabeludo contra a caspa;

Reparação das cutículas dos fios;

Fortalecimento e brilho dos fios;

Reduz a incidência de pontas duplas.

Beneficios do óleo de macadamea:

A presença de gorduras monoinsaturadas no óleo de macadâmia ajuda a proteger o couro cabeludo contra raios UV, vento, poluição, chapinha, secador e produtos químicos. Penetra nos poros capilares mantendo a hidratação dos fios, promove diminuição do frizz, dá brilho e repara a elasticidade natural da fibra capilar, evitando que os fios se quebrem e que pontas duplas surjam.

O óleo de macadâmia é indicado para todos os tipos de cabelo.

3. Reconstrução com yamasterol:

Você vai precisar de:

Yamasterol

Sugestões de alguns ingredientes:

Vinagre de maçã;

Queratina liquida;

Gelatina em pó, sem cor e sem sabor;

Colágeno.

Como fazer:

Lave o cabelo normalmente e depois seque-o;

Faça uma mistura que leva yamasterol (use a quantidade nescessária para seu cabelo) e um dos ingredientes acima, Em cada etapa da reconstrução é necessário apenas um ou dois dos ingredientes, essa é apenas uma dica de algumas receitas que poderá te ajudar no início, agora você já sabe que todos os ingredientes acima podem ser usados no yamasterol na etapa de reconstrução.

Aplicações da receita:

Separe o cabelo em mechas e vá aplicando a mistura aos poucos nos fios ainda úmidos, sempre da raiz até as pontas; Prenda o cabelo e espere 15 minutos com os ingredientes já aplicados;

Lave novamente, não esquecendo do condicionador e curta seu cabelo reconstruido por aí.

Beneficios do vinagre de maçã:

O vinagre de maçã possui a acidez necessária para fechar cutículas e equilibrar o pH do cabelo, mantendo-o mais brilhoso e macio.

Por suas propriedades antifúngicas e anti-inflamatórias o vinagre de maçã limpa o couro cabeludo, melhorando a descamação, caspa, seborreia, dermatite, oleosidade excessiva e queda de cabelo.

Beneficios da gelatina em pó:

A gelatina possui uma grande quantidade de colágeno, ativo super importante para a saúde das madeixas;

Primeiramente, como o próprio nome diz, o produto possui textura gelatinosa e uma alta quantidade de colágeno. Além disso, a gelatina ajuda a hidratar, recuperar os fios ressecados e ainda deixa as madeixas brilhantes e saudáveis e serve para todos os tipos de cabelos.

Benefícios do colágeno:

O colágeno ajuda na recuperação da elasticidade dos fios, retém a umidade, fortalece os cabelos e ainda proporciona maciez, ajuda a reestruturar a fibra capilar, combate a porosidade, sela as cutículas, retém a umidade, que é a principal causa do ressecamento, além de proporcionar muita maciez e brilho.

4. Pré poo usando yamasterol:

Você vai precisar de:

Yamasterol

Aplicações da receita:

Antes de lavar o cabelo aplique o yamasterol e deixe agir por 15 minutos.

Em seguida basta lavar o cabelo normalmente.

Oque é pré poo?

É uma técnica muito utilizada fora do país, e o nome pré poo quer dizer antes do shampoo, usada para proteger os fios de uma possível agressão causada pela lavagem e dá uma dose extra de hidratação, o pré poo pode ser feito não só com o yamasterol, mas também por condicionadores, cremes de pentear, óleos, entre outros, não é necessário mais de 15 minutos já que a intenção principal é proteger os fios.

Benefícios:

O pré poo tem vários benefícios para o cabelo, tanto para tratamento quanto para prevenção, sendo alguns deles, ressecamento após a lavagem, quebra e afinamento dos cabelos, ele também trata e previne pontas duplas, secas e espigadas. Logo abaixo terá mais receitinhas para pré poo.

Você sabia? O cabelo feminino cresce mais devagar que o masculino.

5. Pré poo babosa e óleo de coco:

Você vai precisar de:

Babosa;

Oléo de coco.

Aplicações da receita:

Antes de lavar o cabelo, aplique o gel da babosa no couro cabeludo e na raiz, em seguida passe o óleo de coco na extenção dos fios, deixe agir por 30 minutos.

Lave-o normalmente, (use a quantidade nescessária para o comprimento do cabelo e pontas).

6. Pré poo encorpa fios:

Você vai precisar de:

1 colher de sopa de mel;

1 colher de sopa de óleo de rícino.

Como fazer:

Minsture o mel e o óleo de rícino use a quantidade nescessária para o comprimento do cabelo.

Aplicações da receita:

Antes de lavar o cabelo, aplique a misturinha na extenção dos cabelos, deixe agir por no máximo 20 minutos e lave normalmente.

7. Pré poo de hibisco:

Você vai precisar de:

1 colher (sopa) de pó de hibisco;

1 colher (chá) azeite de oliva extra virgem;

2 colheres (sopa) de iogurte natural (sem açúcar).

Como fazer:

Primeiramente, você deve fazer o pó de hibisco para utilizar nessa receita. Para isso, basta colocar as flores da planta para secarem ao sol, por cerca de 2 a 3 dias. Assim que elas estiverem totalmente secas, basta triturá-las até que elas formem o pó, você também pode comprar as flores de hibisco, normalmente as plantas são comercializadas secas. Depois de obter o pó de hibisco, agora você pode levá-lo a um recipiente e misturá-lo com todos os demais ingredientes por cerca de 5 minutos ou até que ele libere a cor.

Aplicações da receita:

Aplique a misturinha no cabelo antes da lavagem massageando bem os fios. Espere aproximadamente 20 minutos até ela agir, retire todo o produto com um shampoo de sua preferencia sem sal e depois finalize aplicando o condicionador.

Beneficios do Yogurte:

O iogurte natural deixa os cabelos mais fáceis de pentear, além de evitar o frizz. Por isso, pode ser aplicado como condicionador para reparar cabelos secos e danificados. Porém, o grande segredo do produto para os fios são as proteínas, indispensáveis para o crescimento dos cabelos.

Além disso, o iogurte natural traz outros benefícios, como evitar a queda capilar, recuperar fios quebradiços, eliminar a caspa e a coceira do couro cabeludo.

Você sabia? O cabelo é o segundo tecido com a maior velocidade de crescimento no nosso corpo, perdendo apenas para a medula óssea.

8. Hidratante de hibisco para o couro cabeludo:

Você vai precisar de:

Água;

8 flores de hibisco.

Como fazer:

O primeiro passo é esmagar as flores de hibisco em um recipiente e em seguida, acrescentar a água, misturando bem até obter uma pasta consistente.

Aplicações da receita:

Para usar, basta aplicá-la no couro cabeludo por cerca de uma hora. Depois é só enxaguar o cabelo normalmente em água morna até que a pasta seja totalmente removida.

Você sabia? Pessoas que tem cabelos oleosos podem passar óleos nos fios, isso por que os óleos ultilizados da maneira correta ajudam a equilibrar a oleosidade produzida naturalmente, desde que estes óleos sejam leves.

9. Tônico de hibisco e gengibre:

Você vai precisar de:

2 colheres (sopa) de flores de hibisco esmagadas;

3 colheres (sopa) de suco de gengibre.

Como fazer:

Rale o gengibre e coe com um pano limpo, descarte os resíduos que ficaram no pano e coloque o sumo do gengibre em um recipiente e misture bem com as flores secas esmagadas do hibisco.

Aplicações da receita:

Aplique no couro cabeludo e massageie-o suavemente, em movimentos circulares, e sem usar as unhas (apenas as pontas dos dedos). Agora, espalhe a receita também pela extensão dos fios e pontas.

Espere até a mistura agir por cerca de 20 minutos. Passado esse tempo, lave o cabelo normalmente em água morna.

Beneficios do gengibre:

O gengibre almenta a circulação sanguínea do couro cabeludo e estimula o crescimento com isso irá ajudar seus fios a ficarem mais fortes, auxiliando no crescimento saudável, sem quebra capilar.

Além disso, a ação bactericida dessa planta e o fato de ser rica em óleos essenciais irá favorecer a hidratação dos nossos fios, mantendo-os mais brilhosos e saudáveis.

10. Shampoo de hibisco:

Você vai precisar de:

Hibisco;

Shampoo transparente e sem sal.

Como fazer:

Em um recipiente plástico (pode ser a própria embalagem do shampoo), misture 2 colheres de sopa de hibisco seco e 300 ml de shampoo, agite bem os ingredientes e deixe o produto descansar por até 5 dias. Quanto mais tempo, mais potente a mistura fica!

Depois do tempo de pausa, o shampoo está prontinho para ser usado. Pode deixá-lo no banheiro , mas se a região for muito quente, é aconselhado deixar a mistura na geladeira.

11. Hidratação de hibisco e babosa:

Você vai precisar de:

1 copo de gel de babosa;

2 colheres (sopa) de pétalas de hibisco esmagadas;

Creme hidratante de sua preferência.

Como fazer:

O primeiro passo para preparar essa receita é esmagar e picar bem as pétalas de hibisco. Em seguida, adicione o gel da babosa, misturando bem até obter uma pasta homogênea, em seguida aplique duas colheres de sopa de creme hidratante de sua preferência.

Aplicações da receita:

Lave bem o cabelo e aplique a mistura na raiz e no comprimento e pontas dos fios. Espere cerca de 30 minutos até ela agir e, então, enxágue o cabelo. Finalize aplicando o condicionador.

12. Tônico de hibisco:

Você vai precisar de

2 colheres de sopa de ibisco;

1 colher de sobremesa de cravo da india;

1 colher de sopa de linhaça.

Como fazer:

Em uma vazilha coloque um copo de água, em seguida coloque uma colher de cada ingrediente, deixe ferver até criar uma textura cremosa, desligue, deixe esfriar e coe com um pano limpo ou uma peneira e guarde em um recipiente de fácil uso.

Aplicações da receita:

Passe o ingrediente da raiz até as pontas, deixe agir por no mínimo duas horas, em seguida lave-o normalmente.

Beneficios do hibisco:

Ele é um dos segredos de beleza das indianas, que não abrem mão da famosa "flor de cuidado do cabelo" para cuidar dos seus fios longos, brilhosos e macios! O hibisco, ou Hibiscus sabdariffa, seu nome científico, já é utilizado há muitos anos em tratamentos capilares, especialmente no que diz respeito ao crescimento do cabelo. O principal efeito do hibisco no cabelo está relacionado ao seu poder de ativar a circulação sanguínea no couro cabeludo. Na prática, as propriedades contidas na planta têm o papel fundamental de estimular os folículos pilosos nessa região, até mesmo aqueles que já estão dormentes (causadores da temida calvície).

Além disso, especialmente devido à presença da vitamina C em sua composição, o hibisco também pode promover uma maior produção de colágeno, uma das proteínas essenciais aos nossos fios, que dá origem à cadeia de aminoácidos que traz força resistência à fibra capilar. Sendo assim, ao utilizar regularmente a plantinha na rotina de cuidados com o cabelo, é possível obter excelentes benefícios à saúde e beleza dos fios.

Tais como:

Ajuda no crescimento do cabelo;

Combate à queda e quebra;

Evita o envelhecimento precoce do couro cabeludo;

Acaba com o frizz;

Fortalece a raiz capilar e os fios;

Previne a calvície;

Equilibra o pH do couro cabeludo;

Oferéce mais brilho aos fios;

Combate a vermelhidão e coceira causados pela caspa no couro cabeludo;

Melhora o aspecto oleoso na raiz;

Previne pontas duplas.

Efeitos colaterais e contra indicações:

Apesar de todas as receitas caseiras com hibisco serem benéficas aos fios e couro cabeludo, algumas pessoas podem apresentar reações alérgicas às propriedades de seus ingredientes, como coceira e vermelhidão na raiz capilar.

Portanto, a recomendação é fazer um teste com uma pequena quantidade da receita na região antes de usar e não exagerar nas dosagens e frequência de aplicações. Em caso de irritações extremas, suspenda o uso e procure um médico dermatologista.

Além disso, por conta da coloração avermelhada forte do hibisco, mulheres com os cabelos loiros, sejam estes naturais ou artificiais, devem tomar cuidado ao usar alguma dessas receitas para não manchar os fios claros.

Você sabia? 40 % das mulheres na época que atingem a menopausa, terão um padrão feminino hereditário de queda dos cabelos.

13. Shampoo de café:

Você vai precisar de:

Shampoo sem sal e sem sulfato (de preferência);

Pó de café.

Como fazer:

Separe um frasco de plástico e coloque 250 ml de shampoo sem sal + 3 colheres de sopa de pó de café, mexa bastante até que a mistura fique homogênea. O shampoo de café está finalizado e se preferir você pode deixar a mistura descansar de um dia para o outro.

Aplicações da receita:

Pode ser usado de duas a três vezes por semana.

Dica: deixe agir de 3 a 5 minutinhos e enxágue sem deixar nenhum resíduo do produto nos fios.

14. Nutrição capilar com café:

Você vai precisar de:

3 colheres de mascara capilar de sua preferência;

2 colheres de pó de café;

Algumas gotinhas de óleo de coco ou azeite de oliva.

Como fazer:

Faça uma mistura que leva três colheres de sua máscara capilar favorita, duas colheres de café e algumas gotinhas de óleo e reserve.

Aplicações da receita:

Lave o cabelo normalmente e depois seque-o;

Separe o cabelo em mechas e vá aplicando a mistura aos poucos nos fios ainda úmidos, sempre da raiz até as pontas; Prenda o cabelo e espere 15 minutos com os ingredientes já aplicados;

Lave novamente, não esquecendo do condicionador e curta os cabelos hidratados por aí.

O uso dos óleos nessa versão ajuda na manutenção da umectação do cabelo, o que aumenta ainda mais esse aspecto de fio saudável, devolve o brilho natural, que normalmente o cabelo tende a perder.

15. Mascara nutritiva com café para cabelos secos:

Você vai precisar de:

2 colheres de pó de café;

4 colheres de água morna;

Algumas gotinhas de vitamina A;

Algumas gotinhas de óleo de rícino.

Como fazer:

Em uma vasilha à parte, junte duas colheres de pó de café e 4 colheres de água morna, misture inicialmente apenas os dois e depois adicione uma base de creme de sua preferência e volte a mexer;

Coloque também algumas gotas de vitamina A e óleo de rícino, para potencializar a hidratação.

Aplicações da receita:

Com o produto pronto, aplique por todo o cabelo, mecha por mecha, e finalizado esse passo coloque uma touca térmica; Mantenha a mistura nos fios por no máximo 30 minutos e em seguida enxágue e use o condicionador.

Devido ao clima ou mesmo por causa das químicas que muitas mulheres aplicam no cabelo, os fios tendem a ficar ressecados, principalmente nas pontas, por isso essa receita é a solução para esses casos.

16. Mascara Nutritiva com café solúvel:

Você vai precisar de:

3 colheres de máscara de sua preferência;

1 colherer de óleo de coco;

2 colheres de açúcar;

2 colheres de café solúvel.

Como fazer:

Junte 3 colheres de máscara hidratante, 1 colherer de óleo de coco, 2 colheres de açúcar, 2 colheres de café solúvel; Mexa bem até a mistura ficar homogênea.

Aplicações da receita:

Aplique nos fios por partes, mantenha o produto no cabelo por no máximo 30 minutos, enxague tudo.

Promovendo a limpeza do couro cabeludo e a retirada de impurezas do fio, o café é ótimo para garantir a hidratação do cabelo.

O cabelo crespo tendo a característica de ser mais seco, necessita de uma manutenção redobrada e por isso essa hidratação é mais indicada para esse tipo de fio, a versão solúvel do café é mais indicada para o cabelo crespo, pelo pó ser fininho e facilitando na absorção e na hora da lavagem.

17. Hidratação com café:

Você vai precisar de:

2 colheres de creme hidratante;

1 colher de mel ou bepantol liquído;

1 colher de pó de café.

Como fazer:

Junte uma colher de pó de café, duas colheres de creme hidratante, 1 colher de mel ou bepantol liquído e mexa bem.

Aplicações da receita:

Enxague o cabelo com shampoo (se você tiver, dê preferência a um shampoo hidratante) e aplique a máscara com café nos fios;

Agora é só esperar uns 10 minutinhos e lavar novamente, dessa vez só retirando a máscara, não esqueça de finalizar com o condicionador.

Otimo para ruivas seja natural ou com titura, pois possui tendência a serem mais poroso, por isso essas máscaras são essenciais.

Beneficios do café para o cabelo:

O café consegue fazer uma limpeza profunda no couro cabeludo, é ótimo para estimular o crescimento capilar de uma forma super saudável – ou seja, seu cabelo crescerá hidratado e brilhoso, ao contrário do que alguns pensam, o café não faz o cabelo cair. Pelo contrário, a cafeína também é capaz de bloquear o efeito do DHT, hormônio responsável pela calvície, Ele fortalece os fios de dentro para fora, melhorando a qualidade e textura do mesmo. Quando aplicamos a cafeína direta no cabelo, ela é absorvida pelos folículos, tornando mais macio e brilhante, Ele atua como estimulante para o cabelo. Melhorando a circulação da área consequentemente faz com que o cabelo cresça mais rápido e saudável, bom também para escurecer (disfarçar) fios brancos ou deixar o tom dos fios mais escuros. O café é muito utilizado em receitas caseiras de tinturas. Devido a sua cor escura, ele pode ser usando para pintar o cabelo, pois deixa a coloração dos fios mais escura. Isso tudo natural e sem químicas.

Efeitos colaterais e contra indicações:

Apesar de todas as receitas caseiras com café serem benéficas aos fios e couro cabeludo a recomendação é fazer um teste com uma pequena quantidade da receita na região antes de usar e não exagerar nas dosagens e frequência de aplicações.

Além disso, por conta da coloração forte do café, mulheres com os cabelos loiros, sejam estes naturais ou artificiais, devem tomar cuidado ao usar alguma dessas receitas para não manchar os fios claros.

NÃO USE SHAMPOO DE CAFÉ EM CABELOS LOIROS.

Você sabia? A umidade estica os fios do cabelo.

18. Shampoo de alecrim, cravo e canela:

Você vai precisar de:

100 ml de shampoo sem sal;

1 porção pequena de folhas de alecrim (cerca de uma colher de sopa ou 30g);

1 colher de sopa de cravo-da-índia;

3 colheres de sopa de canela em pó.

Como fazer:

Misture todos os ingredientes em um recipiente até ficar bem homogêneo. Coloque a mistura no frasco do shampoo e deixe curtir por uma semana para que ocorra a absorção das vitaminas no produto.

Aplicações da receita:

Utilize massageando por dois minutos o couro cabeludo e o comprimento dos fios e enxágue normalmente.

19. shampoo de canela e café:

Você vai precisar de:

Canela em pó;

Café em pó.

Como fazer:

Em um frasco adicione para cada 100ml de shampoo 1 colher de sopa de café em pó e uma colher de pó de canela, tempo mínimo de descanso 48 horas.

Atenção: A canela tem efeito clareador, se você não tem a intenção de clarear seu cabelo evite acrescentar a canela no shampoo, pois pode alterar a cor do seu cabelo.

20. Máscara de canela para clarear o cabelo:

Você vai precisar de:

2 colheres de sopa de canela em pó;

1 colher de sopa de suco de limão;

1 xícara de mel;

2 colheres de condicionador ou mascara de hidratação de sua preferencia.

Como fazer:

Misture até todos os ingredientes virarem um creme homogêneo.

Aplicações da receita:

Lave o cabelo normalmente, em seguida passe a máscara por todo o comprimeto evitando o couro cabeludo, deixe agir no cabelo por 5 horas, retire todo o produto com água abundante, e lave normalmente com shampoo e condicionador, pronto agora é só curtir os cabelos iluminados por ai.

21. Tônico de cravo da india:

Você vai precisar de:

1 xícara de chá de cravo da índia;

800 ml de água.

Como fazer:

Ferva a água e depois acrescente o cravo da índia por cerca de 2 minutos, desligue o fogo e deixe de molho.

Aplicações da receita:

Faça a aplicação diretamente no couro cabeludo antes da lavagem, aguarde por no minimo 2 horas, após o tempo indicado lave normalmente. Pode ser colocado dentro do seu condicionador habitual, deixando agir por cerca de 10 dias antes de usar. Repita esse processo apenas 2 vezes por semana, pois pode deixar os cabelos ressecados.

Aviso importante:

O clareamento do cabelo com canela não é indicado para mulheres grávidas.

Evite se expor ao sol enquanto estiver com a mistura de canela nos cabelos, pois o limão pode causar queimaduras no couro cabeludo e nos fios, ressecando-os.

Este clareamento deve ser feito, no máximo, uma vez por semana.

Na hora da aplicação, use uma blusa de manga longa de malha ou coloque uma capa ou toalha sobre os ombros. Isso evitará o contato da mistura com a pele, prevenindo possíveis irritações ou ardên

Todos os tipos e tonalidades de cabelo podem fazer o clareamento com canela, sejam eles pretos, loiros, ruivos, castanhos claro ou escuro.

Quando for enxaguar os cabelos, retire toda a máscara dos fios, pescoço e ombros para evitar que o limão queime a pele após a aplicação.

Benefícios do alecrim para o cabelo:

O alecrim in natura é fonte de vitamina B6, ferro, magnésio e fósforo. É uma planta estimulante, eficaz no combate à queda de cabelo e à caspa. Seu uso contínuo estimula o crescimento de novos fios, dando mais volume e comprimento aos seus cabelos. Tal crescimento acontece porque o alecrim estimula a circulação sanguínea no couro cabeludo, essencial para o fortalecimento capilar.

Benefícios da canela para o cabelo:

A canela é excelente para dar vida nova a cabelos opacos e quebradiços. A especiaria é rica em antioxidantes e vitaminas que fortalecem os fios, estimulando o seu crescimento e dando brilho aos fios já existentes. A presença da colina na canela, assim como as vitaminas K e B2 hidratam o couro cabeludo e as madeixas, deixando-os com muito mais brilho e maciez. Já o betacaroteno combate a queda, enquanto a vitamina

A acaba com o problema das pontas duplas. A Canela tem efeito clareador, isso é ótimo para quem quer deixar os fios mais claros e iluminados, mas não é indicado para pessoas de cabelos escuros que não tem a intenção de clarear (O efeito do clareamento é gradativo).

Benefícios do cravo para o cabelo:

O cravo tem um alto poder adstringente que limpa profundamente os fios. Essa ação também colaborar para estimular o crescimento dos fios e aumentar o volume e o comprimento dos cabelos.

É importante salientar que, para fazer efeito e também não sobrecarregar o couro cabeludo com vitaminas de crescimento, você deve usar o shampoo caseiro de alecrim com canela e cravo, no máximo, três vezes por semana, em um período de 12 semanas.

Após esse tempo, você deve deixar os fios descansarem por um mês antes de retomar o tratamento.

Efeitos colaterais e contra indicações:

Alecrim:

Em alguns casos raros, os produtos à base de alecrim podem causar reações alérgicas na pele.

Canela:

Enquanto a canela é comumente considerada como uma especiaria saudável, efeitos colaterais ocasionais podem ocorrer. Embora seja um tempero natural, a canela pode causar alergias, as reações alérgicas mais comuns à canela, tomadas por via oral ou tópica, incluem algumas delas: urticária, congestão, coceira nos olhos, náusea e olhos vermelhos.

Embora haja pouco conhecimento sobre os riscos potenciais de fazê-lo, estudos sugerem que usar a canela não é seguro para grávidas.

Apesar dos benefícios, se tiver o couro cabeludo sensível, o uso da canela não é indicado, pois ela pode desencadear inflamações na região.

Embora existam casos extremos de reação alérgica, a maioria dos casos de alergias a canela não são graves.

Cravo:

Remédios à base de cravo nunca devem ser usados por mulheres grávidas, pois provocam contrações uterinas. Também deve ser evitado o seu uso exagerado, e a sua aplicação em zonas mucosas irritadas.

Você sabia? Cada fio é capaz de suportar um peso de 100 gramas. Ao somar a capacidade de cada fio, nosso cabelo inteiro é capaz de aguentar o peso de dois elefantes!

22. Shampoo de linhaça:

Você vai precisar de:

Shampoo sem sal;

2 colheres de sopa de gel de linhaça.

Como fazer:

É bem simples, caso a embalagem do shampoo esteja muito cheia você pode fazer em outra embalagem, coloque em uma panela a linhaça e a água e deixe ferver por 5 minutos, em seguida coe o gel da linhaça, espere esfriar e misture com o seu shampoo sem sal e de preferência sem parabeno e petrolato. Seu shampoo de linhaça está pronto.

23. Hidratação Redutora de volume:

Você vai precisar de:

2 colheres de sopa de linhaça;

1 copo de água;

Limão;

Mascara capilar com efeito liso.

Como fazer:

Em uma panela coloque a linhaça e a água e deixe ferver por 5 minutos, em seguida coe, descarte o que sobrar na peneira e coloque a quantidade suficiente para o seu tamanho de cabelo do gel coado em um potinho.

Acrescente a quantidade de máscara que desejar algumas gotinhas de limão, misture bem e está pronta a sua mascara.

Aplicações da receita:

Lave o cabelo apenas com o shampoo, faça a aplicação da mistura mecha por mecha e conforme for aplicando vá desembaraçando, após a aplicação coloque uma touca e deixe agir pelo tempo descrito no rótulo da máscara utilizada, em seguida enxague e condicione.

24. Hidratação capilar de linhaça:

Você vai precisar de:

2 colheres de gel de linhaça;

1 colher de máscara hidratante;

Meia tampinha de bepantol líquido.

Como fazer:

Em uma panela coloque a linhaça e a água e deixe ferver por 5 minutos, em seguida coe, descarte o que sobrar na peneira e coloque a quantidade suficiente para o seu tamanho de cabelo do gel coado em um potinho, acrescente a quantidade de máscara que desejar, 1 colher de sopa de bepantol liquido e misture bem.

Aplicações da receita:

Lave os fios, e retire o excesso de água; de mecha por mecha aplique a hidratação por todo o cabelo, faça um coque, coloque a touca e deixe agir por 30 minutos. Enxague, condicione, novamente enxague bem o cabelo e finalize como de costume.

25. Esfoliante capilar:

Você vai precisar de:

2 colheres de sopa de linhaça;

200 de água.

Como fazer:

Deixe a linhaça descansar por 24 horas dentro da água, após o tempo mínimo determinado bata bem no liquidificador, e coloque a receita em um recipiente.

Aplicações da receita:

Passe o gel por todo couro cabeludo e massageie, em seguida lave normalmente o cabelo.

Esfoliação capilar: no que consiste esse tratamento?

Esse procedimento tem a função de remover todos os resíduos acumulados no couro cabeludo, diminuindo a oleosidade, incidência de caspa, dermatite seborreia e trazendo a sensação de alívio imediato à região.

26. Ativador de cachos:

Você vai precisar de:

1 colher de sopa de linhaça;
100ml de água.

Como fazer:

Coloque a linhaça e a água em uma panela e leve ao fogo (médio/alto) por 5 a 10 minutos. Mexa com frequência para evitar que as sementes colem no fundo e para ajudar a linhaça a soltar a 'babinha' que se tornará nosso gel. Vá observando a textura neste tempo, ela não deve ser muito fina e nem muito grossa (dificulta na hora de aplicar no cabelo).

Coe a mistura morna e então espere esfriar. Reserve o gel em um frasco (plástico ou vidro) com tampa, armazene na geladeira por até 7 dias. Você vai notar que quando frio o gel fica mais espesso.

Aplicações da receita:

Com o cabelo molhado, passe um pouco de leave-in e desembarace. Em seguida, pegue um pouco do gel e vá aplicando mecha por mecha, pode usar um borrifador também, caso ache essa forma mais prática, já dando apertadinhas para formar os cachos.

Marrom ou dourada?

Do ponto de vista nutricional, a linhaça dourada ganha. Há quem diga que o gel feito com a linhaça marrom fica com cheiro mais evidente. Mas a maioria dos relatos mostra que não há grandes diferenças entre o gel para cabelo feito com a dourada ou com a marrom. A grande diferença está no preço, à linhaça dourada é significativamente mais cara.

Benefícios da linhaça para o cabelo:

Devido ao seu alto conteúdo de Vitamina E, um poderoso antioxidante, a linhaça ajuda na regeneração dos fios capilares. Melhora a circulação sanguínea e evita o embranquecimento do cabelo.

As sementes de linhaça ajudam a equilibrar os níveis de pH e a oleosidade do couro cabeludo, aspectos que contribuem para fazer o cabelo crescer. A linhaça trata o couro cabeludo e regula as glândulas sebáceas, conferindo uma oleosidade saudável para o cabelo.

Sendo uma excelente fonte de ácido graxo ômega 3, favorece o crescimento do cabelo, nutrindo os folículos capilares, melhorando a elasticidade destes. A ação condicionante natural da linhaça permite que o cabelo fique macio e mais fácil de pentear.

O uso regular de linhaça combate problemas como caspa, seborreia e queda de cabelo.

Oque é umectação:

Umectação e nutrição são as mesmas coisas.

A umectação (conhecido como Indian Head Massage ou Champi) um processo milenar, que até hoje é muito utilizado, principalmente pelas indianas nada mais é que um tratamento à base de óleos de origem 100% vegetal, que tem como objetivo repor os nutrientes necessários dessa etapa, dessa maneira, o ressecamento é combatido de maneira mais eficaz e, assim, diminui o aparecimento de frizz. Além disso, a umectação deixa o cabelo menos propenso à quebra. O tratamento é responsável por devolver a oleosidade natural dos fios por meio dos lipídios presentes no produto.

Vale destacar que:

A umectação não pode ter acréscimos de cremes;

Os óleos devem ser 100% puros.

Benefícios de umectar os cabelos:

Redução da quebra;

Diminuição do frizz;

Eliminação da formação de nós;

Redução do atrito entre os fios;

Combate ao ressecamento e a porosidade;

Fortalecimento da fibra capilar;

Toque mais suave;

Cabelos mais brilhantes;

Fios mais lindos.

Como fazer umectação:

Para fazer a umectação, o primeiro passo é escolher o óleo. Pode ser de coco, rícino, azeite de oliva extravirgem, abacate, cenoura, entre outros. As opções são muitas! Com os fios sujos e secos, aplique o produto por todo o cabelo, até mesmo na raiz. O tempo de ação é de, no mínimo, duas horas para fazer o efeito esperado. Também pode aplica-lo antes de dormir e só tirar quando acordar.

Qual a diferença da umectação para o pré poo:

Como já expliquei acima o pré poo ajuda a proteger a cutícula (camada exterior) do cabelo, retendo água e diminui uma possível ação danosa do shampoo (principalmente com sulfato), não precisa passar de 30 minutos e pode ser usado por cremes, condicionadores, óleos, entre outros, enquanto que a umectação vai além disso: estimula o folículo piloso a produzir novos cabelos e manter os existentes nutridos, hidratados e fortalecidos e normalmente o tempo mínimo é de 2 horas;

Ambos os métodos deixam os cabelos saudáveis, melhora a elasticidade, hidratação, maciez, brilhos, diminuem o frizz, ressecamento do cabelo e até pontas duplas.

27. Umectação com óleo de rícino e coco:

Você vai precisar de:

2 colheres de sopa de óleo de rícino;

1 colher de sobremesa de óleo de coco.

Aplicações da receita:

Aplique o óleo de rícino no couro cabeludo e o óleo de coco nas pontas e extensão dos fios não friccionem os fios com as mãos, pois isso pode causar pontas duplas, deixe agir por 8 horas, ou passe antes de dormir e retire o óleo no dia seguinte.

28. Shampoo de gengibre e cravo da índia:

Você vai precisar de:

1 colher de (sopa) de gengibre ralado;

10 cravos da índia;

Shampoo transparente e sem sal.

Como fazer:

Coloque todos os ingredientes dentro de um frasco de shampoo de 200 ou 300 ml. Espere descansar por dois dias antes de usar.

29. Tônico bomba com alho, canela, gengibre e cravo da índia:

Você vai precisar de:

6 dentes de alho;

200 ml de água;

1 pau de canela;

2 rodelas de gengibre;

20 cravos da índia.

Modo de preparo:

Faça um chá bem concentrado do gengibre junto com a canela e o cravo, coe, complete as 200 ml de água e bata no liquidificador com os 6 dentes de alho. Coloque num recipiente com tampa, deixe descansando na geladeira por dois dias antes de usar.

Aplicações da receita:

Faça massagens circulares no couro cabeludo deixe agir de 1 a 2 horas e lave com shampoo e condicionador normalmente, pode também deixar na geladeira até um mês guardado para uso.

Benefícios do gengibre:

Conhecido por conter efeitos anti-inflamatórios e antioxidantes, o gengibre age nos folículos capilares, estimulando a circulação sanguínea e consequentemente o crescimento capilar. Além desse benefício, você também pode esperar fios mais fortes, hidratados e um couro cabeludo saudável, sem caspas ou irritações.

Você sabia? O cabelo humano cresce cerca de 1 a 1,5 centímetros por mês.

30. Shampoo caseiro de alho:

Você vai precisar de:

200 ml de shampoo neutro;

5 dentes de alho.

Como fazer:

Amasse bem o alho, depois com a ajuda de um pano fino e limpo coe bem o alho, em seguida descarte os resíduos que ficaram no pano e coloque o líquido coado no shampoo espere descansar por dois dias antes de usar.

31. Hidratação de Babosa:

Você vai precisar de:

Gel da babosa;

Hidratação de sua preferência.

Como fazer:

Corte as laterais de uma folha de babosa e extraia a polpa, em seguida coloque em um recipiente duas colheres de sopa da sua máscara hidratante e uma colher de sopa do gel extraído da folha, misture os ingredientes até ficar completamente homogêneo.

Aplicações da receita:

Aplique nos cabelos limpos e úmidos e aguarde o tempo indicado descrito na embalagem de sua hidratação, em seguida enxague, condicione e finalize.

32. Babosa, azeite de oliva e mel:

Você vai precisar de:

Babosa;

1 colher de (chá) de azeite de oliva;

1 colher de (sopa) de Mel;

1 colher de (chá) de bepantol líquido.

Como fazer:

Coloque em um liquidificador a polpa da folha de babosa e bata até ficar completamente homogênea, você pode ir raspando com delicadeza a baba da babosa usando uma faca, e tem o mesmo efeito ou até melhor, em seguida adicione então uma colher de sobremesa de azeite de oliva, uma colher de mel, uma colher de máscara de hidratação e uma colher de chá de bepantol, por fim misture tudo.

Aplicações da receita:

Aplique a receita por todo o comprimento do cabelo, deixe agir de 10 a 20 minutos, em seguida enxágue, condicione e finalize.

33. Shampoo de babosa:

Você vai precisar de:

Shampoo sem sal;

Babosa.

Como fazer:

Retire o gel das folhas de babosa e bata tudo no liquidificador, ou faça na forma que ensinei na receitinha acima, coloque a mistura homogênea em um recipiente e misture com o shampoo, após misturar bem, devolva a mistura ao pote de shampoo.

Obs.: Eu indico que bata apenas a quantidade da babosa que deseja usar no dia, assim você tira a quantidade do shampoo para apenas uma lavagem mistura com a babosa e é só usar, pois a babosa oxida muito rápido. Caso ainda sim queira fazer a mistura com todo o shampoo indico que o guarde na geladeira, para ajudar na conservação.

34. Tônico de babosa:

Você vai precisar de:

2 folhas de babosa.

Como fazer:

Retire o gel das folhas da babosa, para preparar basta bater o gel no liquidificador, espremer bastante o gel com o auxílio de um garfo, ou raspar delicadamente com uma faca saindo assim já à baba da babosa.

Aplicações da receita:

Lave o cabelo apenas com o shampoo, em seguida com o cabelo úmido aplique o gel da babosa em todo o couro cabeludo, após a aplicação faça uma massagem com as pontas dos dedos fazendo movimentos circulares no couro cabeludo, após a massagem prenda o cabelo, coloque uma touca e deixe agir por 30 minutos, em seguida enxague bem o cabelo e condicione.

35. Shampoo de cebola:

Você vai precisar de:

Cebola;

Shampoo sem sal.

Como fazer:

Descasque a primeira camada de uma cebola pequena, corte em cubos, ferva, espere esfriar e bata no liquidificador com três colheres de sopa de água, pode usar a própria água que foi usada para ferver a cebola, em seguida misture a receitinha com o shampoo sem sal de 200ml ou 300ml, adicione a mistura.

36. Máscara de cacau, azeite e ovo:

Você vai precisar de:

1 colheres de (sopa) de cacau em pó;

1 colheres de (chá) de azeite;

1 colher de (sopa) de mel;

1 ovo.

Como fazer:

Adicione o óleo, o mel e o azeite de oliva sobre o pó de cacau, misture bem até criar uma consistência homogênea.

Aplicações da receita:

Aplique a mistura em toda a extensão dos fios e couro cabeludo, deixe agir por 20 minutos, depois enxágue, condicione e finalize.

37. Máscara de cacau e bepantol:

Você vai precisar de:

1 colher de (sopa) de cacau em pó;

1 colher de (sopa) de bepantol liquido;

Máscara hidratante de sua preferência.

Como fazer:

Misture o cacau em pó, o bepantol liquido e a máscara de sua preferência.

Aplicações da receita:

Após lavar o cabelo com shampoo, deixe agir o tempo indicado na embalem de sua máscara hidratante, em seguida enxague, condicione e finalize.

38. Shampoo de café e cacau em pó:

Você vai precisar de:

1 colher de (sopa) de Café

1 colher de (sopa) de Cacau em pó

Shampoo sem sal.

Como fazer:

Misture o café e o cacau em pó, coloque no frasco do shampoo ou em outro frasco, deixe descansar por 2 dias antes de usar.

39. Mascara capilar de abacate:

Você vai precisar de:

Abacate;

Mascara hidratante de sua preferência.

Como fazer:

Misture ½ de abacate maduro e amassado com sua máscara hidratante.

Aplicações da receita:

Com o cabelo limpo e úmido, aplique a máscara capilar no seu cabelo, aguarde o tempo indicado na embalagem da sua hidratação, enxague, condicione e finalize.

40. Mascara capilar de banana e mel:

Você vai precisar de:

1 Banana;

1 colher de (sopa) de mel;

Hidratação de sua preferência.

Como fazer:

Misture a banana amassada o mel e a hidratação.

Aplicações da receita:

Com o cabelo limpo e úmido, aplique a máscara capilar no seu cabelo, aguarde o tempo indicado na embalagem da sua hidratação, enxague, condicione e finalize.

41. Mascara capilar de morango e mel:

Você vai precisar de:

1 Morango;

Mel;

Mascara hidratante de sua preferência.

Como fazer:

Misture o morango amassado, o mel e a máscara hidratante.

Aplicações da receita:

Com o cabelo limpo e úmido, aplique a máscara capilar no seu cabelo, aguarde o tempo indicado na embalagem da sua hidratação, enxague, condicione e finalize.

42. Máscara capilar com quiabo:

Você vai precisar de:

3 quiabos;

Mascara hidratante de sua preferência;

1 (Xícara) de água.

Como fazer:

Corte o quiabo em rodelas, coloque-os em uma xicara de água, deixe descansar por uma noite, no dia seguinte coe e misture a baba do quiabo com a sua hidratação.

Aplicações da receita:

Passe a máscara no cabelo lavado e úmido e deixe agir o tempo indicado na embalagem da sua máscara, em seguida enxague, condicione e finalize.

43. Tônico de batata:

Você vai precisar de:

5 Batatas.

Como fazer:

Lave as batatas e corte-as em vários pedaços. Em seguida, leve-as ao liquidificador e acrescente um pouco de água para facilitar a mistura.

Depois de obter um purê não muito espesso, coe em um recipiente limpo com a ajuda de um pano.

Aplicações da receita:

Antes de lavar o cabelo aplique o suco de batata sobre todo o couro cabeludo e os fios, cubra com uma touca de banho. Deixe agir por 20 a 25 minutos, lave em seguida como de costume.

44. Hidratação anti frizz:

Você vai precisar de:

Maisena;

1 colher de (chá) de óleo de coco;

Creme de hidratação;

Açúcar.

Como fazer:

Misture todos os ingredientes.

Aplicações da receita:

Com os cabelos já lavados e úmidos aplique a hidratação nos fios, após o tempo indicado em sua hidratação, enxague, condicione e finalize.

45. hidratação brilho intenso:

Você vai precisar de:

1 colher de glicerina;

1 colher de açúcar;

2 colheres de máscara de sua preferência;

Como fazer:

Misture todos os ingredientes.

Aplicações da receita:

Aplique no cabelo já lavado, deixe agir por 15 minutos, em seguida enxague, condicione e finalize.

46. Tônico capilar de cenoura e gengibre:

Você vai precisar de:

1 cenoura pequena;

2 rodelas de gengibre;

80ml de soro fisiológico.

Como fazer:

Bata no liquidificador os ingredientes até ficar bem triturados, depois coe com um pano limpo até retirar todo o suco, depois coloque em um recipiente.

Aplicações da receita:

Antes de lavar os cabelos, aplique na raiz massageando bem, deixe agir por 30 minutos, em seguida lave o cabelo normalmente.

47. Perfume capilar caseiro:

Você vai precisar de:

45ml de água;

10ml de essência;

5ml de glicerina;

5ml de bepantol.

Como fazer:

Misture todos os ingredientes em um vidrinho com spray.

Aplicações da receita:

Use como quiser, nos fios secos ou úmidos, mas nos fios secos e finalizados o efeito é melhor. Ele ajuda a disfarçar ou até neutralizar o cheiro de henê e de outras químicas, além disso por conter glicerina e bepantol ele também funciona como leave-in e hidratante leve.

48. Receita de laranja, banana e mel:

Você vai precisar de:

1 Laranja;

1 Banana;

1 colher de (sopa) de mel;

Hidratação de sua preferência.

Como fazer:

Misture uma colher de mel, suco de uma laranja, e uma banana amassada, em seguida misture com sua hidratação preferida.

Aplicações da receita:

Lave o cabelo com o shampoo, passe a máscara e aguarde eu tempo de ação indicado na embalagem de sua hidratação escolhida, em seguida condicione e finalize.

49. Receita de manga e clara de ovo:

Você vai precisar de:

1 manga pequena;

1 clara de ovo.

Como fazer:

Bata no liquidificador a clara de um ovo com pedaços
de manga, em seguida misture com um creme hidratante
de sua preferência.

Aplicações da receita:

Após lavar os cabelos aplique a máscara e deixe agir o
tempo determinado na embalagem, em seguida enxague
bem, condicione e finalize.

50. Receita de banana e aveia:

Você vai precisar de:

1 banana;

1 colher de (sopa) de aveia.

Hidratação de sua preferência.

Como fazer:

Misture a aveia em flocos com uma banana amassada na hidratação.

Aplicações da receita:

Umedeça os fios e passe o creme no cabelo todo, aguarde o tempo de ação indicado na embalagem de sua hidratação, em seguida enxague, condicione e hidrate.

Capítulo III

Descubra a estrutura, características e tipo do seu cabelo.

Estrutura do cabelo:

O fio de cabelo é formado por quatro estruturas:

Cutícula: A parte externa do fio. Tem a função de proteger o córtex e criar uma barreira de defesa para as agressões externas, como procedimentos químicos, poluição, mudanças climáticas e ferramentas de calor – secador e prancha.

Complexo da membrana celular: garante a coesão das escamas e do córtex, contribuindo para uma fibra capilar mais saudável e protegida das agressões externas.

Córtex: é a camada intermediária da fibra, que representa o coração da estrutura, responsável pela resistência e elasticidade dos fios.

Medula: haste capilar formada por componentes porosos. Ainda não se sabe qual é a sua verdadeira utilidade.

Cada parte é formada por substâncias importantes que deixam a região forte e saudável. A estrutura principal do fio é composta por 27,9% de oxigênio, 15,1% de nitrogênio, 6,6% de hidrogênio e 45,2% de carbono – que formam aminoácidos responsáveis pela produção de queratina. Além disso, a fibra capilar também possui 5,2% de enxofre e, dependendo do paciente, elementos como o ouro, prata e cobre que formam uma estrutura única nos fios.

Couro cabeludo:

O couro cabeludo é a extensão da nossa pele. Ele é responsável pela produção de sebo na raiz, que garante uma hidratação natural à região. Esse óleo sai das glândulas sebáceas dos folículos, e é formado por uma série de substâncias, como ácidos graxos, esqualeno (um composto orgânico), cera e glicerídeos.

Essa oleosidade traz uma série de benefícios aos fios, porém, quando é produzida em excesso, proporciona vários problemas à região. Por isso, é importante lavar regularmente o cabelo para manter o couro cabeludo sempre limpo e saudável.

Características de cada cabelo:

Cabelo ressecado, oleoso e misto, descubra as características de cada tipo.

Para saber em que cuidados apostar para conquistar um cabelo saudável, é essencial saber reconhecer o seu tipo.

Cabelo normal: É um cabelo saudável, que apresenta poucos problemas da raiz até as pontas. Possui brilho intenso, é macio, maleável e não sofre com ressecamento ou excesso de oleosidade na região do couro cabeludo.

Cabelo oleoso: Sua maior característica é a produção intensa de sebo pelo couro cabeludo. Os fios costumam ter um aspecto pesado, engordurado e sem volume, especialmente nas épocas de calor ou até mesmo no dia seguinte da lavagem. Outra particularidade também muito comum na região é o surgimento de caspa (dermatite seborreica).

Cabelo misto: Apresenta um conjunto de particularidades – raiz oleosa e pontas duplas e muito ressecadas. É o tipo mais comum entre as brasileiras e, geralmente, é o mais complexo de se tratar.

Cabelo seco: Fios opacos e ásperos, além de um couro cabeludo sensível e ressecado. Também é possível notar em alguns pacientes uma certa descamação vinda da raiz que aparece por conta do ressecamento da pele nessa região.

Você sabia? Um cabelo bem tratado suporta ser alongado a até 50% de seu comprimento sem arrebentar.

Descubra o tipo do seu cabelo:

O cabelo dentro do tipo 1 é aquele totalmente liso, sem nenhuma ondulação, da raiz às pontas. Costuma ser bem sedoso, pois a oleosidade natural dos fios consegue atingir as pontas sem obstáculos.

1A (Fino) – É representado por cabelos sem nenhuma ondulação. Fio fino, oleoso e brilhante. O famoso cabelo escorrido, aquele que não segura nada, nem um grampo!

1B (Médio) – Também não tem nenhum tipo de ondas, mas possui fios mais encorpados. Já consegue segurar com um grampo.

1C (Grosso) – Também muito brilhante, com fios lisos, grossos e pesados, dificílimo de modelar. Muitas orientais se encontram nessa categoria (mas isto não é regra).

O cabelo do tipo 2 é aquele que não é liso mas não chega a formar espirais. Forma mechas em padrão de S, verdadeiras ondas. Costuma ter a raiz mais lisa e é mais suscetível ao frizz.

2A (Fino) – Quase lisos, possui fios em formato de S mais suave e é fácil de modelar. não costumam ter muito volume.

2B (Médio) – As mechas formam um S perfeito, com ondas mais marcantes, mas não chegam a formar cachos.

2C (Grosso) – As ondas são intensas e menos espaçadas, já começam a formar cachos soltos. Os fios não ficam tão grudados na raiz quanto nas categorias anteriores, se distanciam um pouco da cabeça, é o mais volumoso do tipo 2.

Os tipos vão dos cachos mais abertos aos mais fechados. Por exemplo, 3 A são cachos mais abertos, enquanto os 3B tendem a ser mais definidos e os 3C muito mais fechados e com muita definição.

3A (Cachos Soltos) – Possui aquele tipo de cachos pesados, mais abertos e regular, que parece ter sido feito com babyliss. Costuma ter bastante brilho e segurar bem uma escova.

3B (Cachos Apertados) – É bem mais enrolado do que o tipo 3A, com cachos estreitos, definidos e regulares, bem espiralados, uma verdadeira mistura de cachos – menos e mais definidos, pontas mais ressecadas e cabelos volumosos.

3C (Cachos Super Apertados) – Os cachos são super fechadinhos e estreitos. Ficam grudadinhos uns aos outros, porém com um padrão de forma bem definido. Os fios são quase crespos.

No tipo quatro estão os cabelos geralmente conhecidos como afro. São na maioria dos casos mais secos e frágeis, pois a oleosidade não consegue percorrer os fios, por causa da textura. Por isso, necessitam de bastante hidratação para que revelem toda a sua beleza e não se quebrem à medida que vão crescendo. Um fato que diferencia cabelos muito cacheados (como os 3C) dos crespos é que os crespos se mantêm totalmente enrolados até molhados (os cacheados tendem a ficar mais ondulados nesta condição). Os cabelos 4 A ainda são os mais enrolados no formato de um parafuso, enquanto os 4C são frisados no formato de ziguezague. O cabelo 4B é aquele que conta com as características dos dois outros tipos.

4A (Macio) – tem cachos bem estreitos, que parecem molinhas, da largura de uma agulha de crochê, bem definidos. Não é recomendando remover a oleosidade natural dos fios, portanto, deve-se evitar lavar todo dia ou até aderir ao método co-wash (lavar somente usando um condicionador – adequado para seu tipo de cabelo – com poder de limpar suavemente e hidratar, sem remover os óleos naturais dos fios).

4B (Seco) – as mechas têm formato de Z (zigue-zague), menos definidas do que as do tipo 4A.

4C (Sem Forma) – possui o mesmo padrão de estrutura em zigue-zague do tipo 4B, porém alternando com áreas quase sem nenhuma definição.

A importância de uma boa alimentação:

Não é nenhuma novidade que o organismo necessita de uma boa alimentação para manter-se saudável, mas muitas pessoas não se alimentam da forma adequada diariamente, isso resulta em cabelos secos, quebradiços e sem vida, mas podemos reverter esses casos e seguir uma alimentação mais equilibrada e saudável e os sucos são uma boa ajuda no dia a dia já que levam ao organismo nutrientes que contribuem para manter a beleza impecável tanto dos fios quanto para pele.

1- Suco vermelho:

Ingredientes:

Cenoura: 1 unidade;

Laranja: 1 unidade;

Beterraba: 1 unidade;

Morango: 4 unidades.

Modo de preparo:

1.Descasque a laranja e a cenoura, e leve ao liquidificador.

2. Adicione a beterraba, também descascada, e bata bem.

3. Por fim, junte os morangos, bata novamente e está pronto!

Você sabia? O cabelo cresce mais no clima quente do que no frio.

2- Suco de cenoura e limão:

Ingredientes:

Cenoura: meia unidade;

Limão: 1 unidade;

Água: 300 ml.

Modo de preparo:

1. Coloque todos os ingredientes no liquidificador e bata bem.

2. Beba sem coar e imediatamente.

Você sabia? A higiene correta não resseca os cabelos.

3- Suco de laranja e gengibre:

Ingredientes:

Laranja: 1 unidade;

Cenoura: 1 unidade;

Gengibre: 1 ou 2 fatias;

Linhaça: 1 colher de sopa.

Modo de preparo:

1. Descasque e fatie as cenouras em pequenas rodelas e leve-a ao liquidificador.
2. Acrescente o suco de uma laranja e bata bem.
3. Por último, adicione as o gengibre descascado a gosto e bata novamente.
4. Beba sem coar e o quanto antes.

4- Suco de chá verde com coco:

Ingredientes:

Água de coco: 1 copo;

Abacaxi: 1 rodela;

Maçã: 1 (corte em pedaços);

Chá verde: 1 copo;

Limão: 1 (use apenas o suco).

Modo de preparo:

1. Coloque todos os ingredientes no liquidificador e bata bem.

2. Não é preciso coar esse suco e deve beber imediatamente para que não perca as propriedades.

Você sabia? É normal a perda de 100 fios de cabelo por dia e esse número ainda varia segundo vários fatores, entre eles, a alimentação, o estado de saúde e hábitos individuais.

5- Suco de maçã e espinafre:

Ingredientes:

Maçã: 1 unidade;

Espinafre: 2 folhas;

Pepino: 1 unidade;

Gérmen de trigo: 1 colher de sobremesa;

Amêndoas: 3 unidades.

Modo de preparo:

1. Leve todos os ingredientes ao liquidificador e bata bem.

2. Evite coar para não perder as propriedades e o incrível sabor das amêndoas.

Você sabia? Distúrbios da tireoide e deficiência de ferro no organismo são fatores reversíveis da queda do cabelo.

6- Suco anti queda:

Ingredientes

Pepino: 1 unidade;

Cenoura: 1 unidade;

Beterraba: meia unidade;

Laranja: 1 unidade;

Salsa: a gosto.

Modo de preparo:

1. Lave e descasque a cenoura, o pepino e a beterraba.
2. Coloque os ingredientes no liquidificador e adicione o suco de 1 laranja com a salsa higienizada.
3. Bata bem e beba imediatamente

7- Suco de tomate e cenoura:

Ingredientes:

Cenoura: 1 unidade;

Tomate: 1 unidade;

Pepino: meia unidade.

Modo de preparo:

1. Corte os ingredientes em pedaços e bata no liquidificador

2. Beba logo em seguida.

8- Suco de beterraba, cenoura e limão

Ingredientes:

Cenoura: 1 unidade;

Beterraba: 1 unidade;

Limão: 1 unidade;

Modo de preparo:

1. Corte os ingredientes em pedaços

2. Bata tudo no liquidificador, tome imediatamente!

9- Suco de laranja com linhaça

Ingredientes:

Laranja grande, sem sementes, sem casca e sem a parte branca interna: 1 unidade;

Maçã sem sementes, em cubos: 1 unidade;

Farinha de linhaça: 1 colher de (sopa) de farinha de linhaça.

Modo de preparo:

1. Bata tudo no liquidificador

2. Tome em seguida.

10- Receita de suco de couve com beterraba e laranja

Ingredientes:

2 folhas de couve

1/2 laranja

1 fatia de beterraba

Modo de preparo:

1. Bata tudo no liquidificador

2. Tome em seguida.

Todos os sucos acima têm como objetivo principal, crescimento força e brilho.

Dicas para o cabelo crescer rápido, forte e bonito:

Depois de todas essas receitas maravilhosas, você ainda pode aproveitar algumas dicas sobre sucos para o cabelo crescer mais rápido.

1. Tome suco em jejum:

Tomar os sucos pela manhã e em jejum é a melhor forma para que os nutrientes sejam absorvidos pelo organismo com mais facilidade.

2. Faça dos sucos uma rotina:

É recomendado que você beba os sucos por um período de um mês. Nesse tempo você vai conseguir avaliar melhor os resultados em relação ao crescimento do seu cabelo.

3. Variedade:

Evite tomar sempre os mesmos sucos. Busque variar entre diferentes receitas de sucos para o cabelo crescer. Assim, pode usufruir de diferentes vitaminas e trazer mais saúde ao seu organismo e cabelos.

Capítulo V

Erros comuns que afetam os cabelos e o que fazer para reverte-los

1. Aplicar o shampoo seco muito perto da raiz:

A aplicação correta do produto é essencial para que o resultado saia como o esperado! Por isso, respeite o que está escrito na embalagem e pulverize o shampoo seco a uma distância mínima de um palmo aberto do couro cabeludo (mais ou menos de 15 a 20 centímetros). Caso você aplique muito perto da raiz dos fios, a chance de esbranquiçar a região é grande. Se isso acontecer, basta passar as pontinhas dos dedos para remover o excesso.

Você sabia? Em termos químicos, o cabelo é 50% feito de carbono, 21% de oxigênio, 17% de nitrogênio, 6% de hidrogênio e 1% de enxofre.

2. Pulverizar o shampoo seco nas pontas dos fios:

As pontas dos cabelos costumam ser mais ressecadas que o restante do cabelo, já que, além do fio ser mais velhinho, a oleosidade natural, muitas vezes, não chega até lá. Por isso, aplicar shampoo seco nas extremidades pode deixá-las ainda mais secas. Evite a ação. Se isso acontecer opte por um óleo capilar para a região, a umectação é o mais indicado.

3. Usar shampoo seco em excesso:

Já sabemos que nada em excesso faz bem, né? E o mesmo acontece com o shampoo seco! Usá-lo mais de uma vez ao dia pode entupir o folículo piloso, fazendo com que os fios fiquem frágeis e opacos com o tempo. Por isso, use apenas quando for necessário! Se isso acontecer evite usar por um tempo e use um shampoo anti resíduo.

4. Lavar o cabelo com água quente:

A temperatura alta costuma danificar as fibras capilares e ressecar o couro cabeludo. Isso faz com que as glândulas sebáceas produzam mais óleo, o que causa um efeito rebote. Prefira a água mais fria que suportar.

5. Limpar o couro cabeludo usando as unhas:

Seu couro cabeludo é sensível, use sempre as pontas dos dedos", se você usar as unhas diretamente no couro cabeludo, pode acabar causando ferimentos ou deixar a pele irritada. Cuidado com as unhas ao massagear os fios.

6. Enxaguar só por cima

Na hora de lavar os fios, é muito importante tirar todo o resíduo e não deixar a água cair só por cima, já que isso pode deixá-lo oleoso mais rápido. "Enxágue até ter certeza que não ficaram resíduos, pois eles tendem a deixar o cabelo mais pesados.

7. Usar qualquer shampoo

Um dos cuidados essenciais é escolher o shampoo que combina com o seu tipo de cabelo. Então, o ideal é usar produtos que controlem a oleosidade se essa é a principal necessidade do seu fio, ou que combata o frizz se o volume é o seu maior problema.

Se você tiver mais de uma necessidade capilar, como a maioria das mulheres, tenha duas opções de shampoo e condicionador e alterne o uso.

8. Aplicar condicionador na raiz

O shampoo se aplica na raiz, o condicionador não. Ele pode obstruir a raiz dos fios e causar uma série de danos além do cabelo oleoso, como queda e caspa. Aplique o condicionador somente no comprimento, deixando o produto agir pelo tempo indicado e enxágue bem.

9. Secar com toalha torcendo os fios

Esse atrito entre a toalha e o cabelo pode causar quebra e pontas duplas. O ideal é apertar a toalha de forma delicada contra os fios para retirar o excesso de água. Jamais torça ou friccione os fios.

10. Substituir o condicionador pela máscara

Cada um dos produtos tem sua função. Lembre-se: um não substitui o outro. O condicionador vai condicionar e tratar o fio. Já a máscara tem uma potência maior – por isso seu uso se dá de uma a duas vezes por semana. A concentração da máscara é diferente do condicionador. Faça o passo a passo correto, Shampoo, hidratação e condicionador.

11. Prender o cabelo com elástico:

Prender os fios com elástico todos os dias pode ser extremamente prejudicial. Sempre prefira os que tenham uma proteção de tecido. Tome cuidado com a tração da raiz para as pontas e com a pressão local, que pode quebrar o fio, dependendo do tipo de cabelo que você tem.

12. Uso de modeladores:

Secador e chapinha todos os dias? Nem pensar! Se você notar os seus cabelos secos e quebradiços, esse pode ser o motivo. Resguarde-se com um bom protetor térmico e use-o sempre que for alisar os fios.

Capítulo VI

Aprenda a fazer óleos capilares 100% puros em casa

Óleo de coco:

Você vai precisar de:

3 polpas de cocos médios maduros sem a película escura;

4 xícaras de água do coco.

Como fazer:

Modo de Preparo

Bata os ingredientes no liquidificador até virar uma pasta, coe com o auxílio de um tecido ou um coador de pano sem resíduos. Coloque em um pote e deixe descansar em ambiente escuro por 48 horas, depois disso, você irá perceber que o óleo fica na parte superior e água e resíduos vão para a parte de baixo da garrafa, para facilitar a retirada, coloque na geladeira até que endureça, corte a garrafa e retire o óleo.

Óleo de abacate:

Você vai precisar de:

3 abacates (quanto mais maduros melhor para extrair o óleo)

Como fazer:

Bata bem a pouca no liquidificador até ficar com a consistência de um purê e coloque em uma assadeira ou bandeja, em seguida leve ao sol por 5 dias, ficará com uma cor escura, lembre-se de mexer no mínimo duas vezes ao dia enquanto o abacate estiver ao sol. Com um pano limpo coloque o abacate e coe, esprema bem até sair todo o óleo, por fim coloque em um recipiente com tampa e está pronto o seu óleo de abacate.

Benefícios do óleo de abacate para o cabelo:

O óleo de abacate é rico em vitaminas A, B, D e E além de nutrientes como as proteínas e sais minerais como aminoácidos, ácido fólico, ferro, magnésio entre outros. Todas essas substâncias juntas fortalecem os fios e promovem a saúde dos mesmos.

Ele é excelente para todos os tipos de cabelo especialmente para quem está com os cabelos ressecados. O óleo de abacate faz com que o cabelo retenha água e com isso promove a hidratação. Também é eficiente para quem fez e está fazendo algum tipo de tratamento químico nos cabelos.

Outro benefício para quem tem os cabelos ressecados (o mais comum são os cacheados já que a oleosidade natural no couro cabeludo precisa dar muitas voltas até chegar na ponta) é a sua quantidade de óleos. Ele possui em sua composição ômega 3, gordura monoinsaturada e ácido linoleico. Além disso, o óleo de abacate é um dos poucos que consegue penetrar nos fios.

Óleo de cenoura:

Você vai precisar de:

300ml de azeite de oliva extravirgem;

1 cenoura média;

1 canela em pau.

Como fazer:

Rale a cenoura, coloque-a em um vidro limpo e seco, em seguida cubra toda a cenoura com azeite de oliva. Certifique-se que a cenoura está totalmente coberta pelo azeite, tampe e leve para a geladeira, deixe descansar por

48 horas, após esse tempo coe toda a mistura em um pano limpo, esprema bem para tira todo o liquido descarte a cenoura que ficou no pano, passe o óleo para um pote de vidro limpo e seco e acrescente uma canela em pau para ajudar na conservação do óleo.

Benefícios do óleo de cenoura para o cabelo:

O óleo extraído da cenoura é composto principalmente por ácidos graxos, betacaroteno, vitaminas B, C e D, provitaminas A e K, carotenoides, ácido málico, antioxidantes e açúcares. Os componentes presentes no óleo garantem milhares de benefícios sendo alguns deles; crescimento capilar, proteção dos raios solares, melhora na circulação sanguínea no couro cabeludo, fios mais fortes, combate à quebra e prevenção de doenças na raiz, revitalizante para cabelos, entre muitos outros.

É muito importante destacar que:

Todos os cabelos são lindos, cada um da sua forma, estrutura, jeito e textura, a intenção é apenas orientar, esclarecer duvidas e mostrar como realçar ainda mais essa beleza de forma consciente, lembrando que não existe nenhum creme ou remédio milagroso, os cabelos crescem em média de 1,0cm a 1,5cm por mês e 12,0cm por ano, o que podemos fazer é acelerar um pouco a velocidade desse crescimento, cuidar para que ele cresça se mantendo saudável, sem quebra e ama-lo.

Cuide-se e seja a sua melhor versão sempre.

CVV Realiza apoio emocional e prevenção ao suicídio, atendendo voluntária e gratuitamente todas as pessoas que querem e precisam conversar sob total sigilo por telefone, email e chat 24 horas todos os dias.

Site: cvv.org.br

Numero: 188

A Central de Atendimento à Mulher em Situação de Violência é um serviço de utilidade pública gratuito e confidencial (preserva o anonimato), oferecido pela Secretaria Nacional de Políticas, desde 2005.

A Central funciona 24 horas, todos os dias da semana, inclusive finais de semana e feriados, e pode ser acionada de qualquer lugar do Brasil e de mais 16 países (Argentina, Bélgica, Espanha, EUA (São Francisco), França, Guiana Francesa, Holanda, Inglaterra, Itália, Luxemburgo, Noruega, Paraguai, Portugal, Suíça, Uruguai e Venezuela).

Numero: 180

O mapa do acolhimento é uma plataforma que conecta mulheres que sofrem ou sofreram violência de gênero a uma rede de terapeutas e advogadas dispostas a ajudá-las de forma voluntária.

Site: WWW.mapadoacolhimento.org

Sua vida importa.